ASSOCIATION FRANÇAISE

POUR

L'AVANCEMENT DES SCIENCES

CONGRÈS DU HAVRE

1877

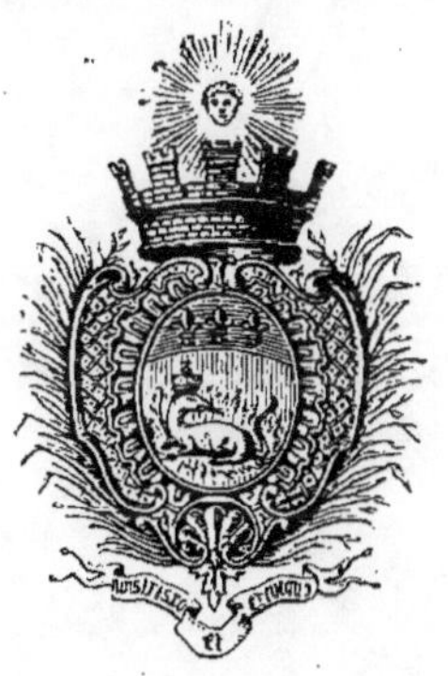

PARIS

AU SECRÉTARIAT DE L'ASSOCIATION

76, rue de Rennes.

ASSOCIATION FRANÇAISE

POUR L'AVANCEMENT DES SCIENCES

Congrès du Havre. — 1877.

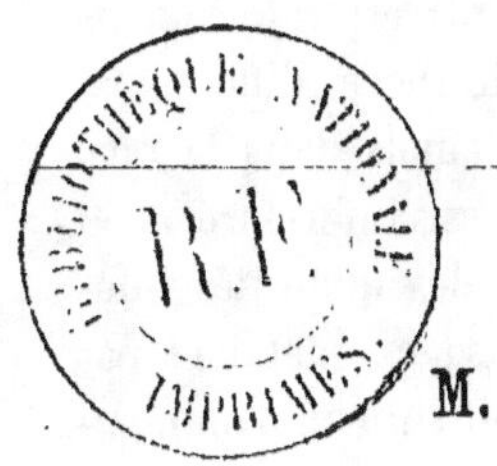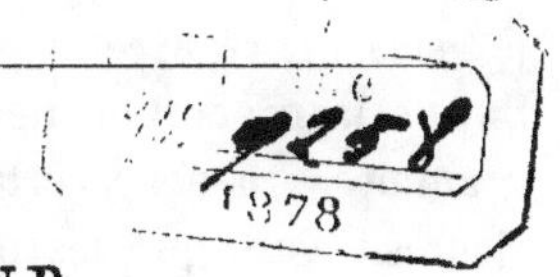

M. Charles MARCHAND

Pharmacien à Fécamp.

DE LA COMPOSITION ANORMALE QUE PEUVENT PRÉSENTER CERTAINS LAITS DE FEMMES; DE LEUR INFLUENCE SUR L'ALIMENTATION DU NOUVEAU-NÉ ET DES MOYENS D'Y REMÉDIER.

— Séance du 27 août 1877. —

Messieurs,

Je ne viens pas aujourd'hui faire devant vous une étude complète du lait de femme ; cette question importante est beaucoup trop vaste et demanderait pour être bien traitée un temps fort long. Je viens donc seulement vous entretenir d'un point particulier de la question, je veux parler « de la composition anormale que peuvent présenter certains laits de femmes, de leur influence sur l'alimentation du nouveau-né et des moyens d'y remédier. »

Il résulte des nombreuses analyses que j'ai faites de ce liquide alimentaire sur des femmes appartenant aux diverses classes de la société, habitant la campagne ou les centres populeux, d'âge et de constitution différents, que sa composition moyenne peut se formuler de la manière suivante :

Beurre.	36.79
Lactine	71.10
Matières protéiques.	17.05
Sels.	2.04
Eau.	873.02
	1000.00

Si nous comparons ces chiffres à ceux fournis par certains auteurs,

AG

nous remarquons un fait capital d'une importance majeure, je veux parler de la proportion de la *lactine*. Cette proportion énorme n'est cependant pas exagérée, et je ne crains pas d'affirmer qu'en admettant une richesse en lactine égale et dans le lait de vache et dans le lait de femme, l'on commet une grande hérésie.

D'un autre côté, en discutant les résultats consignés sur mon livre de laboratoire, se rapportant à la recherche de cet aliment respiratoire dans les laits de bonne qualité, fournis par des vaches de races différentes, je suis arrivé à cette conclusion importante que jamais dans la race bovine la proportion de ce principe hydrocarboné n'est inférieure à 50 grammes. Si donc certains observateurs ont trouvé des quantités inférieures, c'est que les procédés dont ils faisaient usage n'étaient pas exacts, ou que le liquide sur lequel ils opéraient avait subi un commencement d'altération.

Je vais classer les compositions anormales présentées par les laits de femmes en deux classes :

Laits anormaux par excès   } de l'un des principes, tous
                               { les autres étant dans de
     —   par infériorité   } bonnes conditions.

LAITS A EXCÈS DE BEURRE.

Les corps gras n'agissent pas seulement comme aliments respiratoires dans l'organisme, mais encore en permettant l'assimilation d'une plus forte proportion d'aliments plastiques, ainsi que l'ont prouvé les expériences de Crusius.

Les laits qui présentent donc une proportion de beurre supérieure à 3/6 0/0 doivent être considérés comme devant donner à l'enfant une bonne alimentation et être recommandés. Ainsi, j'ai fait l'analyse, à des époques différentes, d'un lait dont la composition moyenne peut se formuler ainsi :

Beurre 45.22
Lactine 75.78
Matières protéiques . 16.94
Sels 1.98
Eau 860.08

L'enfant soumis à cette alimentation se développe dans de fort bonnes conditions et présente tous les signes extérieurs d'une santé florissante.

Mais cependant, il ne faudrait pas croire que des proportions croissantes de ce corps gras soient une bonne chose : non, il existe une limite au delà de laquelle il ne faut pas aller, *surtout quand la lactine ne suit pas elle-même cette marche ascendante*, sans voir la santé de l'enfant éprouver une altération plus ou moins profonde. En effet, j'ai eu à analyser plusieurs laits, présentant tous les caractères d'un bon aliment, sauf sous le rapport du beurre, dont la proportion s'élevait à plus de 52 grammes ; les nourrices ayant été changées et les enfants ayant trouvé une nourriture normale, ils revinrent rapidement à la santé.

LAITS A EXCÈS DE LACTINE.

Tous les laits à excès de lactine que j'ai eu à examiner ne m'ont jamais paru avoir une influence fâcheuse sur l'organisme du nouveau-né; toujours celui-ci se développait dans de bonnes conditions. Voici un exemple de ce liquide à richesse exceptionnelle :

Beurre. 45.44
Lactine · 80.21
Matières protéiques . 18.40
Sels 2.01
Eau 853.94

Aussi je n'hésite pas, chaque fois que je rencontre un semblable lait, à le considérer comme de bonne qualité et devant avoir une salutaire influence sur le développement du baby soumis à son usage.

LAITS A EXCÈS DE MATIÈRES PROTÉIQUES.

Si un excès de lactine n'a pas de conséquence fâcheuse sur le développement du nouveau né, il n'en est pas de même des matières protéiques. En effet, celles-ci, quand elles sont en excès, sont assimilées difficilement et même souvent ne sont pas supportées par son estomac encore à l'état rudimentaire. La recherche des éléments plastiques et leur dosage dans le lait a, comme on le voit, une importance capitale ; aussi, chaque fois que je rencontre des proportions de matières azotées supérieures à la moyenne, surtout dans les premiers temps de l'allaitement, je n'hésite pas à le considérer comme pouvant amener des désordres du côté du tube digestif.

Cette richesse excessive peut être due à des causes différentes ; suivant leur nature, il est des moyens divers d'y remédier.

1º *L'influence de la nourriture* a pour moi une action marquée sur la quantité et la qualité du lait. En effet, il résulte des résultats consignés sur mon livre de laboratoire, que le liquide alimentaire, fourni par des femmes accouchées depuis le même temps, présente une composition différente, suivant que celles-ci sont soumises à un régime fortement animalisé ou très-peu animalisé. Une alimentation très-riche en matières protéiques fournit un lait riche lui-même en aliments plastiques, tandis que le régime où dominent les féculents donne un lait plus riche en beurre et en lactine. — Ces faits montrent combien l'on doit se préoccuper de la nourriture des femmes qui allaitent ; elle doit se composer d'aliments azotés et féculents et non exclusivement des uns ou des autres. Elle doit être abondante, car MM. Dumas et Boussingault ont fait remarquer avec juste raison, qu'une nourrice imparfaitement alimentée retire de son propre organisme la graisse et les matières protéiques nécessaires au lait qu'elle sécrète, et que cette circonstance fâcheuse devient pour elle, comme pour son nourrisson, une cause efficiente d'affaiblissement et de débilité.

2° *L'âge du lait :* en effet, il résulte des résultats consignés dans ma thèse soutenue en 1874 à l'École supérieure de pharmacie à Paris, que les matières albuminoïdes augmentent suivant les besoins de l'être allaité. — Ce fait nous explique pourquoi il faut, dans le choix des nourrices, s'occuper de l'âge du lait et ne prendre que celles dont la sécrétion lactée est le plus en rapport avec l'âge de l'enfant. En effet, si l'on fait donner le sein au nourrisson qui vient de naître par une nourrice accouchée depuis plusieurs mois, la richesse trop grande du lait en aliments plastiques le rend pesant à l'estomac encore rudimentaire de l'enfant, de là les vomissements et la diarrhée verdâtre. Pour faire cesser ces accidents, il suffit le plus souvent de donner une ou deux cuillerées d'eau au nourrisson après chaque repas et dans le cas où l'eau ordinaire ne réussit pas, la remplacer par de l'eau contenant une petite quantité de bicarbonate de soude. Grâce à cette précaution, les accidents disparaissent et l'on prévient les éruptions cutanées que l'on observe si souvent chez les nouveau-nés qui n'ont pas absorbé le premier lait de la secrétion mammaire. M. le docteur Chalvet a obtenu des résultats analogues de l'emploi de l'eau de Saint-Galmier et de l'eau de Vichy du puits Lardy, qui dans ce cas n'interviennent elles-mêmes qu'à titre d'eau chargée d'une petite quantité de bicarbonate alcalin.

LAITS A INFÉRIORITÉ DE BEURRE

Dans la première partie de cette étude, j'ai fait voir que les laits contenant un certain excès de beurre, ne présentent aucun inconvénient, il n'en est pas de même de ceux qui ne sont pas suffisamment pourvus de cet élément. En effet, les aliments respiratoires et en particulier les corps gras sont indispensables, comme on le sait, au nouveau-né ; aussi doit-on refuser, comme impropre à une bonne alimentation, tout lait contenant moins de 30^{gr} de beurre. Parmi de semblables laits, je prends l'exemple suivant :

Beurre.	24,12
Lactine	73,27
Matières protéiques . .	18,44

Sels.	1,97
Eau.	882,20

qui était absorbé par un enfant de deux mois. Celui-ci, au lieu de se développer, dépérissait chaque jour et avait la diarrhée. En présence des chiffres fournis par l'analyse, je pensai que l'insuffisance de matières grasses devait être la cause dominante des accidents. C'est en effet ce qui devait avoir lieu, car il prit immédiatement son essor sous l'influence d'un corps gras, la fleurette, donnée quatre fois par jour à la dose d'une cuillerée à dessert, délayée dans un peu d'eau sucrée.

LAITS A INFÉRIORITÉ DE LACTINE.

La lactine, comme le beurre, est un aliment respiratoire; comme lui aussi son insuffisance est à redouter. En effet, quand cet aliment vient à diminuer, l'on observe presque toujours des troubles fonctionnels du côté des voies digestives.

Il arrive souvent, quand cette modification n'est que passagère, qu'une petite cuillerée à café d'eau sucrée donnée après chaque repas fait disparaître les accidents. Mais si l'altération causée est trop profonde, il faut alors changer de nourrice ou avoir recours à l'allaitement artificiel.

Un certain nombre de causes peuvent amener cette insuffisance :

1° Le genre d'alimentation, ainsi que nous l'avons déjà indiqué;

2° Un affection existant du côté de l'utérus.

En effet j'ai pu recueillir des observations publiées dans les *Annales de gynécologie* (mai 1874, p. 400), et qui établissent d'une façon certaine qu'il y a diminution de lactine dans les affections de l'utérus et pendant la menstruation.

Voici les résultats de mes analyses :

MENSTRUATION (3 CAS).

Le lait a été examiné dans chacun de ces cas, six jours avant l'apparition des règles.

	N° 1	N° 2	N° 3
Beurre.	32.24	28.56	37.24
Lactine.	68.25	69.31	69.75
Matières protéiques	20.20	16.75	18.40
Sels	1.90	1.74	1.82
Eau	877.41	883.64	872.79
Pendant la menstruation.			
Beurre.	27.45	30.32	33.15
Lactine.	65.46	65.15	64.42

*

Matières protéiques	21.34	17.21	19.10
Sels	1.98	1·80	1.89
Eau	883.77	885.52	881.44

Six jours après la disparition de l'écoulement menstruel :

Beurre.	29.41	29.24	35.54
Lactine.	69.15	68.87	68.95
Matières protéiques	20.90	16.47	16.27
Sels	1.89	1.28	1.82
Eau	878.65	884.14	877.42

Il résulte de l'inspection de ces tableaux que la diminution de la lactine existe pendant la durée de la menstruation, pour reprendre ensuite son cours normal. Les matières albuminoïdes éprouvent, au contraire, une petite augmentation.

Cette variation dans la composition du lait, considéré au point de vue chimique pendant la menstruation, jointe sans aucun doute à une modification dans le mode de l'élaboration des principes protéiques sécrétés, permet de concevoir et d'expliquer les indispositions ou au moins les troubles fonctionnels, comme je le disais tout à l'heure, que l'on observe sur la plupart, sinon sur tous les enfants allaités par les nourrices chez lesquelles le cours des règles est rétabli.

HÉMORRHAGIE UTÉRINE (1 CAS).

	N° 1	N° 2
Beurre.	33.45	30.24
Lactine.	62.26	67.86
Matières protéiques . . .	19.27	18.15
Sels	1.68	1.71
Eau	883.34	882.04

Cette observation eût été complète s'il m'avait été possible de faire une analyse avant la maladie; mais les résultats consignés dans le n° 2, obtenus trente-quatre jours après l'hémorrhagie, quand la femme paraissait complétement guérie, indiquent une augmentation de lactine.

J'ai eu aussi l'occasion d'examiner le lait d'une femme qui était atteinte de :

LEUCORRHÉE CHRONIQUE.

	25 oct.	3 nov.	15 nov.	Moyenne
Beurre	28.25	26.46	30.22	28.64
Lactine	65.24	63.69	67.12	65.34
Matières protéiques. . .	18.14	17.12	17.87	17.71
Sels.	1.84	1.78	1.80	1.80
Eau.	886.53	889.98	882.99	886.51

La lactine se trouve encore là en quantité plus faible qu'à l'état physiologique ; mais la somme des éléments protéiques ne semble pas avoir été affectée d'une façon bien appréciable.

Métrite du col utérin et vaginite aiguë.

Il résulte de l'inspection des quatre analyses faites par MM. Vernois et Becquerel dans ces maladies, que la lactine existe aussi en plus petite quantité qu'à l'état physiologique, tandis que les matières protéiques sont plus abondantes.

En résumé, nous pouvons donc formuler la conclusion suivante : *chaque fois qu'une affection existe du côté de l'utérus, il y a diminution de lactine dans le lait.*

L'excès de matières protéiques et l'insuffisance de lactine étant deux causes qui peuvent nuire au développement du petit être, l'on s'explique facilement maintenant comment le lait de vache peut amener chez eux des vomissements, la diarrhée. Cependant de tous les laits que l'on peut employer, celui-ci est le meilleur, mais alors il faut avoir soin de lui faire subir une préparation.

LAITS A INFÉRIORITÉ DE MATIÈRES PROTÉIQUES.

Contrairement au beurre et à la lactine, une diminution de matières protéiques n'est nullement préjudiciable, du moins dans beaucoup de cas, à la santé du nouveau-né, surtout dans les premiers temps de l'allaitement. Ainsi voici deux exemples de pareils laits :

Beurre.	32.87	35.90
Lactine	73.64	79.45
Matières protéiques. . .	6.35	6.21
Sels.	1.58	1.78
Eau.	885.56	876.66

par leur aspect, par la fermeté de leur chair, par la beauté de leur teint, les nourrissons soumis à cette alimentation présentaient tous les signes d'une santé florissante.

LAITS A INFÉRIORITÉ DE SELS.

Certains laits et principalement ceux qui sont sécrétés pendant la gestation, renferment une proportion moindre de sels, et parmi ces éléments, le phosphate de chaux, ce principe si indispensable au développement du squelette du petit être, est en plus faible proportion. Dans de pareilles conditions, lorsque l'on veut quand même continuer l'allaitement, il est utile d'administrer le phosphate de chaux précipité, qui est parfaitement assimilé et ne fatigue pas l'estomac comme toutes les solutions acides de lacto ou chlorhydro-phosphate de chaux.

LAITS ENTIÈREMENT ANORMAUX.

Enfin certains laits se trouvent dans des conditions tellement défavorables, ainsi que le montrent les résultats de l'analyse suivante :

Beurre	12.73
Lactine	76.27
Matières protéiques	3.82
Sels	2.22
Eau	904.96

qu'ils sont entièrement indigestes. Ce lait était sécrété par une femme de la campagne âgée de 33 ans, blonde, petite, mais de bonne constitution. Elle a eu huit enfants, et pas un seul d'entre eux n'a pu être élevé au sein ; toujours la diarrhée se déclarait et persistait, au point de contraindre à un changement de nourrice.

Maintenant et pour terminer, je dirai que, quand l'on veut avoir recours à l'allaitement artificiel, pour une raison quelconque, il faut se servir de lait de vache de préférence à tout autre, ainsi que je l'ai démontré dans une communication faite à la Société protectrice de l'enfance de Paris et publiée dans son Bulletin de 1875, p. 225, mais en faisant subir à ce liquide alimentaire une petite modification afin qu'il se rapproche le plus possible du lait de femme, du moins au point de vue chimique.

Voici les termes de comparaison.

	Composition moyenne du lait de	
	Femme	Vache
Beurre	3.68	3.72
Lactine	7.11	5.03
Matières protéiques	1.70	2.31
Sels	0.20	0.71
Eau	87.31	88.23
	100.00	100.00

Ces chiffres étant admis, on voit que les matières protéiques sont sensiblement d'un quart plus abondantes dans le lait de vache. C'est donc par rapport à elles que cette formule doit être établie, puisque seules elles constituent l'aliment plastique du lait, et que ne pouvant être remplacées par aucun ingrédient, elles déterminent elles-mêmes la valeur de la matière que l'enfant doit ingérer pour trouver sa subsistance.

Pour obtenir avec le lait de vache un aliment qui soit équivalent par sa richesse en caséum et en albumine réunis, à celui que l'enfant reçoit quand il suce les tetons de sa mère ou de la nourrice, il faut employer un mélange formé de

Lait de vache.	3 parties soit	0 lit. 75
Eau	1 — —	0 25

Mais ce mélange est trop pauvre en beurre et en lactine puisqu'il n'en contient pour 100 que les proportions suivantes :

Beurre.	2.79	au lieu de	3.68
Lactine.	3.77	—	7.11

Je ne me préoccupe pas des sels, car ils sont beaucoup plus abondants dans le lait de vache.

Il est facile de remplacer la lactine qui manque à l'aide du sucre, et le beurre lui-même peut être donné par le lait de vache dont on doit se servir, si l'on prend la précaution de séparer ce lait, après une ou deux heures de repos, en deux parties inégales, soit par un soutirage, soit par l'enlèvement des couches supérieures au moyen d'une cuiller, de telle façon que l'une des fractions, la première, que l'on utilise, égale aux trois quarts du volume primitif, soit chargée de toute la matière grasse, tandis que l'autre que l'on délaisse, complétant le quatrième quart, se trouve pour ainsi dire tout à fait dépouillée de crème.

Guidé par ces considérations, je propose pour l'alimentation des enfants, avec le biberon, la formule suivante :

Lait de vache normal non bouilli, chargé de toute la matière grasse contenue habituellement dans le volume d'un litre. 0 lit. 75

Eau fraîche, non bouillie, tenant en dissolution 35 gr. de sucre. 0 25

En opérant le mélange de ces deux liquides, l'on obtiendra un litre de lait dont la valeur alimentaire est égale à celle d'un pareil volume de lait de femme.

La formule que je propose est rationnelle; elle donne un produit peu coûteux, facile à obtenir, et doué de qualités qui le rendent d'autant plus précieux que sa digestion et son assimilation sont mieux assurées que celles du lait qui a été soumis à l'ébullition.

En effet, les matières protéiques soumises à la décoction subissent une transformation moléculaire qui les rend plus résistantes à l'action du suc gastrique, et par conséquent les rend susceptibles de provoquer des troubles de la digestion toujours préjudiciables aux jeunes enfants.

Il y a plus même; comme le lait de vache renferme plus de caséum que d'albumine, tandis que dans le lait de femme l'écart est beaucoup moins grand, et comme le caséum est plus résistant aux sucs de l'estomac que l'albumine, je conseille de n'offrir aux très-jeunes enfants qu'un liquide préparé conformément à cette nouvelle formule:

Lait de vache normal non bouilli, chargé de toute
la matière grasse contenue habituellement dans le
volume d'un litre. . . . . 0 lit. 50

Eau fraîche non bouillie, tenant en dissolution 40 à
50 gr. de sucre blanc. 0.   50

Le mélange est alors moins riche en matières protéiques que le lait de femme.

Il est admirablement supporté par tous les enfants; la seule précaution à prendre c'est de ne préparer le mélange qu'au fur et à mesure du besoin, et de l'échauffer légèrement au moment de l'administration, en plongeant pendant quelques instants dans l'eau tiède le biberon dans lequel on le renferme pour l'offrir au nourrisson.

L'on comprend que les deux formules que j'ai l'honneur de proposer sont modifiables avec la composition du lait de vache employé et avec l'âge de l'enfant; l'on peut toujours satisfaire les exigences physiologiques de celui-ci, en augmentant la proportion du lait de vache, et la richesse en beurre et en sucre.

Je m'appuie, pour présenter la seconde formule, sur cette considération que le lait de beaucoup de femmes ne renferme pas plus de matières protéiques que le mélange qu'elle produit, et sur cette autre considération que les laits fournis par plusieurs femmes qui allaitaient des enfants tous bien portants ne contenaient que 6.21 à 6.36 0/0 de matières azotées.

IMPRIMERIE CENTRALE DES CHEMINS DE FER. — A. CHAIX ET Cⁱᵉ, RUE BERGÈRE, 20, A PARIS. — 14905-8.

ASSOCIATION FRANÇAISE
POUR L'AVANCEMENT DES SCIENCES

EXTRAIT DES STATUTS ET RÈGLEMENT

STATUTS.

ART. 4. — L'Association se compose de membres fondateurs et de membres ordinaires; les uns et les autres sont admis, sur leur demande, par le Conseil.

ART. 6. — Sont membres fondateurs les personnes qui auront souscrit à une époque quelconque une ou plusieurs parts du capital social : ces parts sont de 500 francs.

ART. 7. — Tous les membres jouissent des mêmes droits. Toutefois, les noms des membres fondateurs figurent perpétuellement en tête des listes alphabétiques, et les membres reçoivent gratuitement pendant toute leur vie autant d'exemplaires des publications de l'Association qu'ils ont souscrit de parts du capital social.

RÈGLEMENT.

ART. 1er. — Le taux de la cotisation annuelle des membres non fondateurs est fixé à 20 francs.

ART. 2. — Tout membre a le droit de racheter ses cotisations à venir en versant une fois pour toutes la somme de 200 francs. Il devient ainsi membre à vie.

Les membres ayant racheté leurs cotisations pourront devenir membres fondateurs en versant une somme complémentaire de 300 francs. Il sera loisible de racheter les cotisations par deux versements annuels consécutifs de 100 francs.

La liste alphabétique des membres à vie est publiée en tête de chaque volume, immédiatement après la liste des membres fondateurs.

Les souscriptions sont reçues :
Au SECRÉTARIAT, 76, rue de Rennes.

Les souscriptions des membres fondateurs peuvent être versées en une seule fois, ou en deux versements de chacun 250 francs.

IMPRIMERIE CENTRALE DES CHEMINS DE FER. — A. CHAIX ET Cie, RUE BERGÈRE, 20, A PARIS. — 17598-8.